Cultivando en la ciudad: Huertas urbanas para una vida más saludable

Christian Mora

DEDICATORIA

Este libro esta dedicado a mi familia materna, ya que ellos sentaron las bases para mi desarrollo en el área agrícola, al igual de los valores de respeto a la naturaleza y de caridad al prójimo que me marcaron desde la infancia

CONTENIDO

1 Sobre este libro 1

2 Introducción a la agricultura urbana.................................3

    ¿Qué es la agricultura urbana? 3

    Reseñas históricas de agricultura urbana en el mundo 5

    Desperdicios de alimentos a nivel mundial 8

    Desperdicios de alimentos y la desnutrición infantil...................10

    Puede la agricultura urbana ayudar a disminuir la desnutrición infantil 11

    Como ayudaría una educación agrícola al sistema escolar...........12

    Ventajas y desventajas de la agricultura urbana 13

3 Planificación y diseño de una huerta urbana 15

    ¿Cómo planificar y diseñar una huerta en el espacio urbano disponible?...15

    Tipos de huertas urbanas 16

    Impermeabilización del área a emplear.......................17

    Construcción de huertas.......................................18

    Consejos sobre el tipo de cultivo adecuado para diferentes áreas23

    Tipos de frutales ideales para cultivar en macetas (bonsai).........25

4 Preparación del suelo y siembra 27

    Preparación del suelo.......................................27

    Mejores tipos de plantas para la huerta urbana........................28

Cultivos comerciales para huertas urbanas 29

5 Mantenimiento y cuidado de la huerta 31

    Métodos naturales para el control de enfermedades 32

6 Cosecha y almacenamiento de los cultivos 37

    Cosecha 37

    Almacenamiento de los productos de tu huerta 38

7 Recetas de cocina con productos de la huerta urbana 41

8 Agricultura urbana y salud 43

    Beneficios de la agricultura urbana en la salud y entorno 43

    Salud psicológica 45

9 Huertas urbanas en la comunidad 47

10 Agricultura urbana y medio ambiente 49

11 Agricultura urbana en el futuro 53

    Potencial de la agricultura urbana en la alimentación sostenible y la seguridad alimentaria en un mundo en rápida urbanización y cambio climático 54

AGRADECIMIENTOS

Todos mis sentimientos de gratitud se los ofrezco a mi familia ya que ellos fueron el pilar de sustento cuando aún era un estudiante por ende solo puedo ofrecerles un simple gracias y de igual ofrecer mi ayuda cuando sus momentos sean de necesidad

1 SOBRE ESTE LIBRO

El objetivo del libro es mostrar a la ciudadanía o población los beneficios que abarca emplear o construir una huerta urbana, ya que la misma proveerá de alimentos a la familia o comunidad en la cual se la emplee.

De igual manera las huertas urbanas ayudan a obtener recursos sin la necesidad constante de dirigirse a los supermercados reduciendo el consumismo, ya que el alimento seria cosechado dependiendo de la necesidad de esa familia o comunidad y de igual manera el alimento se encontraría siempre a disposición ya que la planta no se la extrajo de suelo si no que la tenemos a disposición (mientras sea un cultivo de hojas y se la pueda cosechar constantemente), o se posea una cantidad de cultivo representativo para cosechar con intervalos o según requiera el consumidor. Otro beneficio que podemos marcar sobre las huertas urbanas es la seguridad de poseer alimento; cuando exista la escasez de alimentos en un país la cual puede ser causada por una variedad de factores, incluyendo conflictos armados, desastres naturales, sanciones económicas, políticas gubernamentales ineficaces y aumentos en los precios de los alimentos.

En cuanto a salud mental se puede referir que las huertas urbanas pueden asegurar una mayor interacción social ya sea familiar o en comunidad, lo cual disminuiría el aislamiento social y aumentaría las relaciones interpersonales en esa comunidad o familia, una falta de relaciones sociales o relaciones insatisfactorias pueden contribuir a problemas de salud mental, como la depresión, la ansiedad, el estrés y la soledad. Por otro lado, una red de apoyo social sólida puede ser un factor de protección contra problemas de salud mental.

2 INTRODUCCIÓN A LA AGRICULTURA URBANA

¿Qué es la agricultura urbana?

La agricultura urbana es una práctica agrícola que se lleva a cabo en las ciudades o zonas urbanas, generalmente en pequeñas parcelas de tierra como jardines, huertos o invernaderos, en espacios públicos o privados. La agricultura urbana puede ser una forma efectiva de producir alimentos frescos y saludables en áreas urbanas, reducir la huella de carbono al disminuir la distancia de transporte de alimentos, y mejorar la calidad de vida de las personas al proporcionar una actividad al aire libre y saludable.

La agricultura urbana puede incluir una amplia variedad de prácticas agrícolas, como la siembra y cosecha de hortalizas, frutas y plantas medicinales en jardines y huertos comunitarios, la producción de alimentos en terrazas, techos, balcones y ventanas, y la cría de animales pequeños como pollos, conejos y abejas en espacios urbanos.

Además de los beneficios relacionados con la producción de alimentos, la agricultura urbana también puede contribuir a la creación de comunidades más fuertes, al promover la colaboración y la interacción social entre los vecinos y fomentar el sentido de responsabilidad ambiental y la conciencia alimentaria.

La agricultura urbana es una práctica que se ha vuelto cada vez más popular en todo el mundo debido a la creciente preocupación por la seguridad alimentaria y la sostenibilidad ambiental en las zonas urbanas. Además, se ha demostrado que la agricultura urbana tiene un efecto positivo en la salud mental y física de las personas al proporcionar una actividad al aire libre y saludable, reducir el estrés y aumentar la ingesta de alimentos saludables y frescos.

¿Por qué es importante para la alimentación sostenible, la seguridad alimentaria y el medio ambiente?

Los huertos urbanos son importantes para la alimentación sostenible, la seguridad alimentaria y el medio ambiente por varias razones:

● **Alimentación sostenible:** Los huertos urbanos promueven la producción de alimentos locales y reducen la dependencia de la agricultura industrial a gran escala, que a menudo implica prácticas insostenibles y emisiones de gases de efecto invernadero. Los huertos urbanos también reducen la huella de carbono al reducir la distancia que los alimentos viajan antes de llegar a los consumidores.

● **Seguridad alimentaria:** Los huertos urbanos pueden proporcionar acceso a alimentos frescos y saludables a las comunidades que de otra manera pueden tener dificultades para acceder a ellos, como las áreas urbanas con pocos supermercados o los hogares con bajos ingresos. Además, los huertos urbanos pueden ayudar a mejorar la calidad nutricional de la dieta de las personas al ofrecer una mayor variedad de frutas y verduras.

● **Medio ambiente:** Los huertos urbanos pueden proporcionar hábitats para la fauna silvestre, mejorar la calidad del aire y reducir la cantidad de agua de lluvia que ingresa al sistema de alcantarillado. También pueden reducir la cantidad de desechos que ingresan a los vertederos al permitir la compostación de residuos orgánicos.

Reseñas históricas de agricultura urbana en el mundo

Las huertas urbanas se han utilizado a lo largo de la historia en diversas culturas y períodos de tiempo. Algunas de las reseñas históricas en las que se han utilizado huertas urbanas son:

1-.Antigua Roma: Los romanos construyeron huertos urbanos conocidos como *Horti*, que se encontraban dentro de las murallas de la ciudad y eran utilizados tanto para el cultivo de frutas y verduras como para la recreación.

A esta se la llamaba *Horti Maecenatis*, la espléndida villa romana del famoso Mecenas, en la Antigüedad era una zona junto a la muralla serviana que acogió un basurero y un cementerio para pobres hasta que las reformas urbanas de Augusto lo transformaron completamente, convirtiéndolo en el lugar donde se situaron los *Horti Maecenatis*, una espléndida villa ajardinada propiedad del famoso Mecenas.

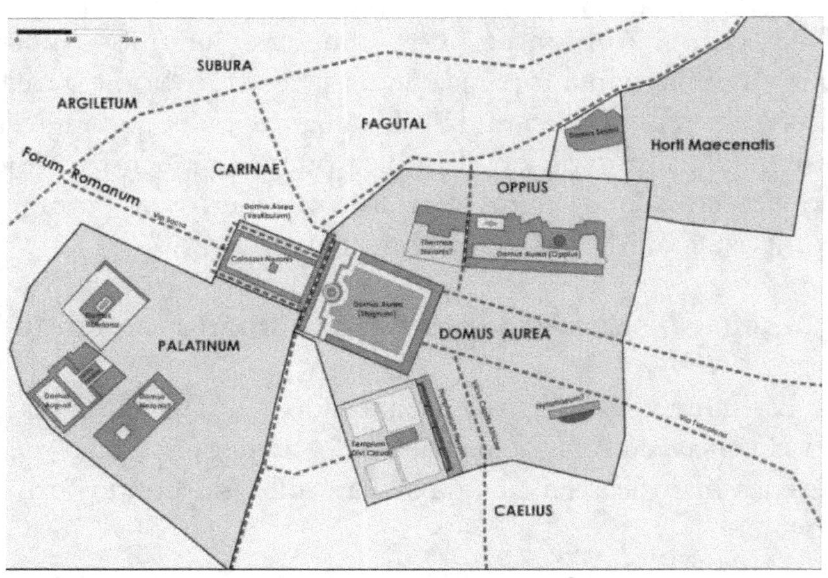

2.- Edad Media: Durante la Edad Media, se cultivaban huertos en los patios de las casas y en los monasterios. Estos huertos proporcionaban alimentos frescos a la población y eran utilizados para la medicina y la investigación botánica.

3.- Revolución Industrial: Durante la Revolución Industrial en Europa, las huertas urbanas se utilizaron para proporcionar alimentos frescos a los trabajadores urbanos que de otra manera no tendrían acceso a ellos. También se utilizaron como medio para aumentar la producción de alimentos y reducir la dependencia de los alimentos importados.

4.- Actualidad: En la actualidad, las huertas urbanas se han convertido en una práctica cada vez más popular en muchas ciudades del mundo. Las huertas urbanas comunitarias y escolares se han convertido en una forma de involucrar a las personas en la producción de alimentos locales.

Como dato importante sobre agricultura urbana: En el siglo XX, las huertas urbanas tomaron un papel más importante en la vida urbana debido a la necesidad de abastecerse de alimentos en tiempos de guerra o de crisis económicas.

Un ejemplo de esto es el "Periodo Especial" en Cuba, durante la década de 1990, cuando el país sufrió una crisis económica severa después de la disolución de la Unión Soviética. En este momento, el gobierno cubano promovió la agricultura urbana como una forma de abastecer a la población de alimentos frescos y nutritivos en un momento en que las importaciones se habían detenido y la escasez de alimentos era común.

Y en la actualidad las huertas urbanas se emplean ya en centro comerciales de países desarrollados como, por ejemplo:

1.- Raffles City Shopping Centre en Singapur: Este centro comercial cuenta con un jardín vertical que utiliza tecnología hidropónica para cultivar una variedad de plantas, incluyendo verduras y hierbas.

2.- Mall of America en Minnesota, EE. UU.: Este centro comercial cuenta con un jardín de 1.000 pies cuadrados en el techo que se utiliza para cultivar plantas comestibles como tomates, lechugas y hierbas.

3.- Centro Comercial Central Plaza Rattanathibet en Tailandia: Este centro comercial cuenta con un jardín en la azotea que se utiliza para cultivar vegetales frescos, que se venden en el mercado local.

4.- Pasona O2 en Tokio, Japón: Este centro comercial cuenta con una granja urbana que produce más de 100 tipos de verduras y frutas utilizando tecnología hidropónica y sistemas de iluminación LED.

__"Con el paso del tiempo todos estas edificaciones pueden desaparecer ya sea por remo delaciones en sus estructuras o simplemente por la falta de interés en visitarlos"__

Consecuentemente las estimaciones globales arrojan valores entre 15% y 20% de los alimentos producidos en todo el mundo se cultiva en las ciudades y sus periferias. Sin embargo, a pesar de los numerosos estudios realizados, resulta muy difícil captar cuál es la dimensión actual de la agricultura urbana. De todos modos, esta alcanza proporciones de una relativamente nada despreciables. Hay países en los que la agricultura urbana ya cuenta con un anclaje legal y ha sido implementada en diversos proyectos. En el contexto latinoamericano, pueden mencionarse a modo de ejemplo las políticas de Hambre Cero en Brasil, el programa estatal argentino ProHuerta o el modelo cubano de agricultura urbana en La Habana. En 2014, la Organización de las Naciones Unidas para la Alimentación y la Agricultura (fao, por sus siglas en inglés) realizó un estudio sobre las prácticas y la difusión de la agricultura urbana. Allí pudieron constatar lo siguiente: «La agricultura practicada en zonas periurbanas y rurales es fundamental para el abastecimiento de alimentos a los centros urbanos y contribuye al empleo, los medios de subsistencia, la nutrición y la capacidad de recuperación del medio ambiente»9. El ejemplo de América Latina demuestra que las dimensiones de la influencia estatal pueden ser de lo más diversas y justifica la necesidad de otorgar mayor atención a la agricultura urbana e implementarla en proyectos de urbanizaciones futuras

Desperdicios de alimentos a nivel mundial

Según un informe de la Organización de las Naciones Unidas para la Agricultura y la Alimentación (FAO), en 2019 se desperdiciaron aproximadamente 931 millones de toneladas de alimentos en todo el mundo, lo que equivale a alrededor del 17% de la producción total de alimentos.

Es importante destacar que la cantidad de desperdicios de alimentos agrícolas varía en función de varios factores, como el nivel de desarrollo económico de un país, la tecnología utilizada en la producción de alimentos, las prácticas de manejo de alimentos y la eficiencia de la cadena de suministro.

Por lo general, el desperdicio de productos agrícolas ocurre en varias etapas de la cadena de suministro de alimentos, desde la producción hasta el consumo. Aquí te muestro algunos de los factores que contribuyen a este fenómeno:

Problemas de cosecha y poscosecha: Una parte importante del desperdicio de alimentos agrícolas ocurre durante la cosecha y poscosecha, debido a problemas como el uso inadecuado de maquinaria, la falta de capacitación de los trabajadores agrícolas, la mala gestión de la temperatura y humedad durante el almacenamiento y transporte, entre otros.

Normas estéticas: Muchos alimentos se desperdician simplemente porque no cumplen con ciertos estándares estéticos, como el tamaño, la forma, el color o la textura. Esto puede llevar a que los productores descarten alimentos perfectamente comestibles y saludables, pero que no cumplen con los requisitos de los compradores.

Problemas en la cadena de suministro: Los problemas en la cadena de suministro, como la falta de coordinación entre productores, intermediarios y minoristas, pueden llevar a un exceso de oferta de alimentos y a su posterior desperdicio, cabe recalcar que este problema es casi incontrolable debido a que un agricultor cultivo sus productos con la esperanza de obtener retornos monetarios con la venta de los mismos.

Cambios en la demanda de los consumidores: La variación en los patrones de consumo puede dar lugar a la sobreproducción de ciertos alimentos, lo que a su vez puede llevar a un exceso de oferta y a su desperdicio.

Falta de infraestructura: La falta de infraestructura adecuada para el almacenamiento, transporte y procesamiento de alimentos también puede contribuir al desperdicio de alimentos.

Problemas económicos: En algunos casos, los costos de recolección, almacenamiento y transporte de alimentos pueden ser tan altos que los productores deciden simplemente descartar los alimentos en lugar de llevarlos al mercado.

Desperdicios de alimentos y la desnutrición infantil

El desperdicio de alimentos puede contribuir indirectamente a la desnutrición infantil, pero no se puede considerar un factor directo de la misma. La desnutrición infantil se produce cuando los niños no reciben los nutrientes adecuados en su dieta, ya sea por una ingesta insuficiente de alimentos o por una mala absorción de nutrientes debido a problemas de salud. El desperdicio de alimentos, por otro lado, se refiere a la eliminación de alimentos que de otra manera podrían haber sido consumidos.

Dicho esto, el desperdicio de alimentos puede tener consecuencias indirectas en la desnutrición infantil, especialmente en países donde la disponibilidad de alimentos es limitada y los niños están en riesgo de no obtener los nutrientes necesarios. Si los alimentos que se desperdician en la cadena alimentaria se hubieran utilizado para alimentar a las personas necesitadas, esto podría haber contribuido a reducir el número de casos de desnutrición infantil.

Además, el desperdicio de alimentos puede tener un impacto en la seguridad alimentaria y los precios de los alimentos, lo que puede afectar la capacidad de las familias para acceder a una dieta saludable y equilibrada. Si los precios de los alimentos aumentan debido a la escasez causada por el desperdicio de alimentos, por ejemplo, esto puede dificultar que las familias pobres compren suficientes alimentos nutritivos para sus hijos.

Puede la agricultura urbana ayudar a disminuir la desnutrición infantil

La agricultura urbana puede ser una herramienta importante para reducir la desnutrición infantil, especialmente en áreas urbanas donde el acceso a alimentos nutritivos puede ser limitado.

La agricultura urbana puede tener varios beneficios para la nutrición infantil, entre ellos:

Mayor acceso a alimentos frescos y nutritivos: La agricultura urbana puede aumentar la disponibilidad de alimentos frescos y nutritivos en áreas urbanas, lo que puede ayudar a las familias de escasos recursos a tener una dieta más variada y saludable.

Educación nutricional: La agricultura urbana puede ser

una herramienta importante para la educación nutricional de los niños, ya que pueden aprender acerca de la producción de alimentos y la importancia de una dieta saludable.

Mejora de la economía local: La agricultura urbana puede ser una fuente de ingresos para las comunidades locales, ya que se pueden vender los excedentes de alimentos producidos o en su defecto realizar un trueque o intercambio.

Como ayudaría una educación agrícola al sistema escolar

La educación agrícola puede tener un impacto positivo en el sistema escolar de varias maneras:

Fomentar el aprendizaje interdisciplinario: La educación agrícola puede integrar conocimientos de diferentes disciplinas, incluyendo biología, química, física, matemáticas, economía y sociología. Esto puede ayudar a los estudiantes a desarrollar una comprensión más completa de cómo funciona el mundo natural y social.

Desarrollar habilidades prácticas: La educación agrícola puede proporcionar a los estudiantes habilidades prácticas que les serán útiles en la vida cotidiana, como la capacidad de cultivar y cuidar plantas, la comprensión de los ciclos de vida de los cultivos y la capacidad de recolectar y almacenar alimentos.

Fomentar la conciencia ambiental: La educación agrícola puede ayudar a los estudiantes a desarrollar una conciencia más profunda sobre el medio ambiente y la importancia de la sostenibilidad. Esto puede ayudar a los estudiantes a comprender mejor cómo sus acciones individuales afectan al medio ambiente y cómo pueden contribuir a un futuro más sostenible.

Promover una alimentación saludable: La educación agrícola puede fomentar el consumo de alimentos saludables y nutritivos al proporcionar a los estudiantes información sobre la producción de alimentos, la nutrición y la importancia de una dieta equilibrada.

Desarrollar el espíritu emprendedor: La educación agrícola puede ayudar a los estudiantes a desarrollar habilidades empresariales y a comprender la importancia de la agricultura y la producción de alimentos como una industria.

Ventajas y desventajas de la agricultura urbana

La practica agrícola urbana se enfoca en cultivar alimentos dentro de los límites de las ciudades o en áreas urbanas cercanas. Esta práctica tiene tanto ventajas como desventajas:

Ventajas:

Suministro de alimentos frescos y saludables: la agricultura urbana puede proporcionar a las comunidades alimentos frescos y saludables que son cultivados localmente y no tienen que ser transportados largas distancias, lo que puede reducir la necesidad de pesticidas y conservantes.

Reducción de la huella de carbono: la producción local de alimentos reduce la cantidad de dióxido de carbono emitido durante el transporte de alimentos, lo que reduce la huella de carbono.

Fomento de la comunidad: la agricultura urbana puede fomentar la comunidad y crear un sentido de responsabilidad compartida. La gente puede trabajar juntos en los jardines, compartir los recursos y promover la conciencia ambiental.

Mejora del entorno urbano: los jardines y huertos urbanos pueden mejorar el aspecto de las áreas urbanas, lo que puede mejorar la calidad de vida y atraer turistas.

Creación de empleo: la agricultura urbana puede proporcionar empleo a los residentes de las áreas urbanas, especialmente a aquellos que tienen dificultades para encontrar trabajo.

Desventajas:

Limitaciones de espacio: las áreas urbanas pueden tener limitaciones de espacio para la agricultura, lo que puede limitar la cantidad y el tipo de cultivos que se pueden cultivar.

Contaminación: las áreas urbanas pueden tener altos niveles de contaminación del aire, del agua y del suelo, lo que puede afectar la calidad de los alimentos cultivados allí.

Costos de infraestructura: la agricultura urbana puede requerir una infraestructura costosa, como sistemas de riego, herramientas y equipo, que pueden ser difíciles de pagar para algunas comunidades.

Conflictos de uso de la tierra: la agricultura urbana puede entrar en conflicto con otros usos de la tierra, como la construcción y el desarrollo urbano.

Dependencia de los suministros externos: la agricultura urbana puede depender de suministros externos, como semillas y fertilizantes, que pueden ser caros y difíciles de obtener en áreas urbanas.

..

3 PLANIFICACIÓN Y DISEÑO DE UNA HUERTA URBANA

¿Cómo planificar y diseñar una huerta en el espacio urbano disponible?

Para poder planificar y diseñar una huerta en un espacio urbano disponible puede ser una tarea emocionante y gratificante. Aquí hay algunos pasos que puedes seguir para ayudarte a comenzar:

Determina el espacio disponible: Lo primero que debes hacer es medir y evaluar el espacio que tienes disponible para la huerta. Identifica el tamaño, la forma y las características del lugar, como la exposición al sol y la sombra, la calidad del suelo, el acceso al agua, etc.

Elige los cultivos adecuados: Una vez que hayas evaluado el espacio disponible, debes decidir qué tipo de cultivos plantarás. Si tienes un espacio pequeño, es posible que desees considerar cultivar plantas en contenedores. Algunos cultivos populares para los jardines urbanos incluyen tomates, lechugas, hierbas, fresas y chiles.

Diseña tu huerta: Una vez que hayas seleccionado los cultivos que deseas cultivar, es hora de diseñar tu huerta. Crea un plano que muestre dónde plantarás cada cultivo y cómo se relacionarán entre sí. Asegúrate de dejar suficiente espacio para que cada planta crezca adecuadamente y tenga acceso a la luz del sol y al agua.

Preparación de el suelo: La calidad del suelo es un factor clave en el éxito de tu huerta. Si el suelo es pobre, puedes mejorar su calidad agregando abono orgánico, compost o abono verde. También puedes considerar usar camas elevadas o contenedores de jardín que te permitan controlar la calidad del suelo.

Compra tus suministros: Una vez que tengas un plan para tu huerta, es hora de comprar los suministros necesarios, como semillas, contenedores, herramientas de jardinería, abono y compost.

Tipos de huertas urbanas

Existen varios tipos de huertas urbanas que pueden adaptarse a diferentes necesidades y circunstancias. Algunas de las mejores opciones son:

Huerta en contenedores: Esta es una excelente opción para personas con espacio limitado, ya que se pueden cultivar plantas en contenedores pequeños y ubicarlos en balcones, terrazas o patios. Las plantas en contenedores también son fáciles de mover, lo que permite adaptarse a diferentes condiciones climáticas o cambios en la disponibilidad de luz solar.

Huerta en techos o azoteas: La huerta en techos o azoteas es una excelente opción para maximizar el espacio disponible en zonas urbanas densamente pobladas. Los techos y las azoteas a menudo están expuestos a la luz solar directa y tienen poco tráfico peatonal, lo que los convierte en un lugar ideal para cultivar hortalizas y frutas.

Huerta en macetas elevadas o jardines verticales: Una huerta en macetas elevadas o jardines verticales es una excelente opción para quienes tienen poco espacio horizontal pero tienen paredes o cercas disponibles. Los jardines verticales se pueden diseñar en diferentes tamaños y estilos, y permiten cultivar una gran cantidad de plantas en un espacio reducido.

Huerta comunitaria: Las huertas comunitarias son una excelente opción para quienes no tienen espacio suficiente en casa o para quienes quieren compartir su experiencia de jardinería con otros miembros de la comunidad. Las huertas comunitarias suelen estar ubicadas en espacios públicos y son administradas y mantenidas por voluntarios.

Impermeabilización del área a emplear

Impermeabilizar el área de una huerta urbana puede ser importante para evitar la pérdida de agua y nutrientes del suelo. Aquí hay algunos pasos que puedes seguir para impermeabilizar el área de la huerta urbana:

Limpia y nivela el área: Antes de comenzar a impermeabilizar el área, es importante que la superficie esté limpia y nivelada. Retira cualquier planta o escombros del área y nivela la superficie si es necesario.

Elige el material impermeabilizante: Hay varios materiales que puedes utilizar para impermeabilizar el área de la huerta urbana, como láminas de polietileno, asfalto líquido o láminas de caucho. Elige el material que mejor se adapte a tus necesidades y presupuesto.

Prepara el material: Si estás utilizando láminas de polietileno, asegúrate de cortarlas al tamaño adecuado para cubrir toda el área. Si estás utilizando asfalto líquido, asegúrate de seguir las instrucciones del fabricante para prepararlo adecuadamente.

Coloca el material de impermeabilización: Una vez que hayas preparado el material, colócalo sobre la superficie de la huerta. Asegúrate de que la superficie esté completamente cubierta y que no haya ninguna brecha por donde pueda filtrarse agua.

Fija el material de impermeabilización: Si estás utilizando láminas de polietileno, puedes fijarlas al suelo con estacas de jardín. Si estás utilizando asfalto líquido o láminas de caucho, asegúrate de que estén firmemente adheridas a la superficie.

Perfora agujeros de drenaje: Para evitar que el agua se acumule en la superficie y se convierta en un problema, es importante perforar agujeros de drenaje en el material de impermeabilización. Estos agujeros permitirán que el agua drene hacia el suelo subyacente.

Construcción de huertas

Huerta en contenedores

Construir una huerta urbana con contenedores es una excelente opción para personas con espacio limitado. Aquí hay algunos pasos que puedes seguir para construir una huerta urbana con contenedores:

Elige el contenedor: Puedes utilizar cualquier tipo de contenedor que te guste, como macetas de terracota, baldes de plástico o cajas de madera. Es importante que los contenedores tengan agujeros en la parte inferior para permitir el drenaje del agua.

Prepara el suelo: Llena los contenedores con una mezcla de tierra para macetas y compost. La mezcla debe ser ligera y suelta para permitir que las raíces de las plantas se desarrollen adecuadamente.

Elige las plantas: Elige plantas que se adapten al tamaño del contenedor y al clima local. Las hierbas como la albahaca, el cilantro y el tomillo son excelentes opciones para contenedores, al igual que los vegetales de hojas verdes como la lechuga y la espinaca. También puedes cultivar tomates cherry y fresas en contenedores.

Coloca los contenedores: Ubica los contenedores en un lugar que reciba suficiente luz solar directa. Asegúrate de que los contenedores estén espaciados adecuadamente para permitir un buen flujo de aire entre ellos.

Riega las plantas: Riega las plantas regularmente, asegurándote de que la tierra esté siempre húmeda pero no empapada.

Mantenimiento: A medida que las plantas crecen, es importante mantenerlas podadas y recortadas para evitar que se vuelvan demasiado grandes para el contenedor. También es importante agregar compost fresco a los contenedores regularmente para mantener el suelo nutrido.

Huerta en techos o azoteas

Para la elaboración de huertas en techos o azoteas se puede seguir el proceso anterior siempre y cuando se verifique en siguiente punto:

Verifica la seguridad del área: Antes de comenzar a construir tu huerta en el techo o azotea, es importante verificar la seguridad del área. Asegúrate de que el techo esté diseñado para soportar el peso de la huerta y de que no haya problemas de filtración de agua.

Elige los contenedores: Puedes utilizar contenedores como macetas de terracota, cajas de madera o incluso bolsas de cultivo. Es importante que los contenedores tengan agujeros en la parte inferior para permitir el drenaje del agua. En este apartado se debe asegurar que el teco a colocar los contenedores este debidamente impermeabilizados para evitar problemas con filtraciones de agua al edificio.

Prepara el suelo: Llena los contenedores con una mezcla de tierra para macetas y compost. La mezcla debe ser ligera y suelta para permitir que las raíces de las plantas se desarrollen adecuadamente.

Huerta en macetas elevadas o jardines verticales

Construir una huerta urbana en macetas elevadas o jardines verticales es una excelente opción para aprovechar el espacio disponible en zonas urbanas donde el espacio es limitado. Aquí hay algunos pasos que puedes seguir para construir una huerta urbana en macetas elevadas o jardines verticales:

Elige las macetas adecuadas: Elige macetas grandes y profundas que permitan un buen drenaje y retengan suficiente humedad para las raíces de las plantas. También puedes elegir macetas auto-regantes que tengan un depósito de agua debajo para mantener las plantas hidratadas.

Prepara la tierra: Asegúrate de que la tierra esté suelta y rica en nutrientes. Agrega compost y abono para mejorar la calidad del suelo y agregar nutrientes.

Elige las plantas adecuadas: Elige plantas que se adapten al tamaño de la maceta y al clima local. Las plantas de hojas verdes como la lechuga y la espinaca son excelentes opciones para las macetas elevadas, al igual que las hierbas como la albahaca y el cilantro. También puedes cultivar tomates cherry y fresas en macetas elevadas.

Coloca las macetas elevadas: Ubica las macetas elevadas en un lugar que reciba suficiente luz solar directa. Asegúrate de que estén espaciadas adecuadamente para permitir un buen flujo de aire entre ellas.

Crea un sistema de riego: Es importante tener un sistema de riego que permita que las plantas reciban suficiente agua sin inundar la maceta. Puedes utilizar sistemas de riego por goteo o rociadores automáticos para regar tus plantas.

Mantenimiento: A medida que las plantas crecen, es importante mantenerlas podadas y recortadas para evitar que se vuelvan demasiado grandes para la maceta. También es importante agregar compost fresco a las macetas regularmente para mantener el suelo nutrido.

Para construir un jardín vertical, los pasos son similares, pero en lugar de usar macetas elevadas, necesitarás un sistema de soporte vertical, como una pared con estantes o un marco para colgar macetas. También puedes utilizar macetas con enganches para colgar en un soporte vertical. Elige plantas que tengan un sistema de raíces poco profundo, como fresas o lechugas, para que puedan crecer verticalmente sin problemas.

Huerta comunitaria

Construir una huerta urbana comunitaria puede ser una excelente manera de fomentar la comunidad y promover la seguridad alimentaria local. Aquí hay algunos pasos que puedes seguir para construir una huerta urbana comunitaria:

Encuentra un lugar adecuado: Busca un espacio público o privado que esté disponible para construir la huerta urbana comunitaria. Puede ser un parque, un terreno baldío, un jardín escolar, un espacio detrás de un edificio de apartamentos o un espacio en una comunidad religiosa.

Reúne un grupo de personas interesadas: Busca personas que estén interesadas en ayudar a construir y mantener la huerta urbana comunitaria. Puedes contactar a organizaciones locales, grupos religiosos o comunitarios, o a través de redes sociales.

Diseña y planifica la huerta: Decide qué tipo de huerta quieres construir, cuántas camas de cultivo necesitas, qué plantas cultivar y cómo se organizarán las tareas de mantenimiento. Asegúrate de tener en cuenta las necesidades y preferencias de la comunidad.

Prepara el suelo y las camas de cultivo: Asegúrate de que el suelo esté limpio y libre de maleza. Si el suelo está contaminado, considera construir camas de cultivo elevadas y llenarlas con tierra nueva y saludable. Construye las camas de cultivo y agrega compost y abono para mejorar la calidad del suelo.

Elige las plantas adecuadas: Elige plantas que se adapten al clima local y las condiciones de luz. Las plantas de hojas verdes como la lechuga y la espinaca son excelentes opciones para las huertas urbanas comunitarias, al igual que las hierbas como la albahaca y el cilantro. También puedes cultivar tomates, pimientos y calabazas.

Crea un sistema de riego: Es importante tener un sistema de riego que permita que las plantas reciban suficiente agua sin inundar las camas de cultivo. Puedes utilizar sistemas de riego por goteo o rociadores automáticos para regar las plantas.

Mantenimiento: A medida que las plantas crecen, es importante mantenerlas podadas y recortadas para evitar que se vuelvan demasiado grandes para las camas de cultivo. También es importante agregar compost fresco a las camas de cultivo regularmente para mantener el suelo nutrido.

Comparte la cosecha: Una de las mejores partes de tener una huerta urbana comunitaria es compartir la cosecha con los miembros de la comunidad. Organiza eventos de cosecha o dona parte de la cosecha a organizaciones benéficas locales.

En resumen, construir una huerta urbana comunitaria puede ser una excelente manera de fomentar la comunidad y promover la seguridad alimentaria local. Con un poco de planificación y cuidado, puedes disfrutar de una huerta exitosa y productiva con tus vecinos.

Consejos sobre el tipo de cultivo adecuado para diferentes áreas

Los tipos de cultivos adecuados para las huertas urbanas dependen en gran medida de la ubicación y el clima de la zona en la que se encuentran. Sin embargo, aquí te brindo algunos consejos generales para ayudarte a elegir los mejores cultivos para tu huerta urbana:

Elije cultivos que se adapten al espacio disponible: Las huertas urbanas suelen tener espacios limitados, por lo que es importante elegir cultivos que se adapten a las dimensiones de tu huerta. Por ejemplo, las plantas de tomate o calabacín pueden ser demasiado grandes para un espacio pequeño, mientras que las hierbas y plantas de hojas verdes se adaptan mejor a macetas y jardines verticales.

Cultiva alimentos frescos y saludables: Las huertas urbanas son una excelente manera de cultivar tus propios alimentos frescos y saludables. Los cultivos que se prestan para esto son verduras como lechuga, espinacas, kale, rábano, zanahorias, cebolla, pimientos, tomates, pepinos y calabazas, así como hierbas culinarias como albahaca, cilantro, romero, menta y tomillo.

Elige plantas de rápido crecimiento: Los cultivos de rápido crecimiento, como los rábanos, la lechuga y los verdes, son ideales para huertas urbanas porque crecen y maduran rápidamente. Esto significa que puedes cosecharlos antes de que ocupen demasiado espacio o tiempo.

Cultiva alimentos locales y autóctonos: Los alimentos locales y autóctonos son ideales para las huertas urbanas porque se adaptan naturalmente al clima y a la tierra de la zona. Además, pueden ser más fáciles de cuidar y menos propensos a contraer enfermedades o plagas.

Ten en cuenta la temporada: Es importante elegir cultivos que se adapten a la temporada en la que vas a plantarlos. Algunas plantas crecen mejor en primavera y verano, mientras que otras pueden prosperar en otoño e invierno. Asegúrate de planificar tus cultivos en consecuencia.

Investiga y experimenta: Las huertas urbanas son un

excelente lugar para experimentar con diferentes tipos de cultivos y ver qué funciona mejor para ti. Investiga y prueba diferentes variedades de plantas y técnicas de cultivo para descubrir qué funciona mejor en tu huerta.

"Como medida de optimización para los recursos obtenidos en las cosechas o en cada explotación urbana se sugiere que se aumente el intercambio entre personas de mayor variedad de producción y personas que tienen menor cantidad de productos cultivados"

Tipos de frutales ideales para cultivar en macetas (bonsai)

Los frutales son un excelente complemento para cualquier huerta urbana, ya que pueden proporcionar frutas frescas y saludables directamente desde tu propia casa. A continuación, te presento algunos tipos de frutales ideales para cultivar en huertos urbanos:

Cítricos: Los cítricos, como limones, naranjas y mandarinas, son frutales populares en huertos urbanos debido a su sabor fresco y vibrante, además de ser fáciles de cultivar. Pueden crecer en macetas grandes o en tierra directamente en el suelo, y requieren mucha luz solar.

Fresas: Las fresas son una excelente opción para los huertos urbanos porque crecen bien en contenedores y no requieren mucho espacio. Son fáciles de cultivar y producen una gran cantidad de frutas durante la temporada de crecimiento.

Arándanos: Los arándanos son otro frutal popular en huertos urbanos. Son resistentes y crecen bien en contenedores grandes, lo que los hace ideales para patios o balcones pequeños. Necesitan un pH ácido del suelo para crecer bien, así que asegúrate de hacer la prueba de pH antes de plantarlos.

Melocotones y albaricoques: Los melocotones y albaricoques son frutales que crecen bien en climas cálidos y soleados. Pueden crecer en contenedores grandes o en tierra directamente en el suelo. Asegúrate de elegir una variedad adecuada para tu clima y suelo.

Manzanas: Las manzanas son un frutal popular, pero requieren más espacio y cuidado que otros tipos de frutales. Pueden crecer en macetas grandes o en tierra directamente en el suelo, pero necesitan una poda regular y una cantidad adecuada de agua y nutrientes.

Higueras: La higuera produce un fruto muy apreciado, que se consume en fresco como rica fuente de nutrientes, el higo, es blando, muy dulce, su pulpa es de color encarnado y blanco, por fuera está cubierto de una piel verdosa, negra o morada, según la variedad.

En general, los frutales pueden ser una excelente adición a cualquier huerta urbana. Es importante elegir frutales que se adapten a tu espacio, clima y preferencias personales, y seguir las pautas adecuadas de cuidado y mantenimiento para asegurarte de que crezcan y produzcan frutas saludables y abundantes.

4 PREPARACIÓN DEL SUELO Y SIEMBRA

Preparación del suelo

La preparación adecuada del sustrato o suelo es esencial para el éxito de cualquier huerta urbana. Aquí te presento algunos consejos para preparar el sustrato:

Mezcla diferentes tipos de materiales: El sustrato ideal para una huerta urbana debe tener una textura ligera, esponjosa y bien drenada. Para lograr esto, mezcla diferentes tipos de materiales, como turba, perlita, vermiculita, fibra de coco, compost, arena y tierra.

Agrega nutrientes: Es importante que el sustrato contenga los nutrientes necesarios para el crecimiento de las plantas. Puedes agregar nutrientes al sustrato mezclando abonos orgánicos o fertilizantes químicos.

Controla el pH del sustrato: La mayoría de las plantas prefieren un pH ligeramente ácido, entre 6 y 7. Si el pH es demasiado ácido o alcalino, agrega los nutrientes necesarios para ajustarlo.

Asegúrate de que el sustrato esté libre de malezas y patógenos: Antes de comenzar a plantar, asegúrate de que el sustrato esté libre de malezas y patógenos que puedan dañar tus plantas.

Riega el sustrato: Antes de plantar, asegúrate de regar el sustrato para que esté húmedo y listo para recibir tus plantas. Durante el proceso de cultivo, es importante mantener el sustrato húmedo, pero no empapado.

Mejores tipos de plantas para la huerta urbana

Hay muchas plantas que pueden ser cultivadas en huertas urbanas, y la elección dependerá de factores como el clima, la disponibilidad de espacio y la cantidad de luz solar que reciba la huerta. Algunas opciones populares incluyen:

Lechuga: una buena opción para huertas urbanas porque crece rápido y no requiere mucho espacio. Además, hay muchas variedades diferentes para elegir.

Tomates: pueden crecer bien en huertas urbanas siempre y cuando reciban suficiente luz solar. Son una excelente fuente de vitaminas y se pueden usar en muchas recetas diferentes.

Acelga: una planta resistente que puede crecer bien en casi cualquier condición. Es rica en nutrientes y se puede usar en una variedad de platos.

Zanahorias: son fáciles de cultivar y se pueden plantar en macetas o jardineras. Son una buena fuente de vitaminas y se pueden usar en una variedad de platos.

Hierbas de aromáticas (usos de cocina): algunas opciones populares para huertas urbanas incluyen albahaca, orégano, tomillo y romero. Son fáciles de cultivar y agregan sabor a muchos platos diferentes.

Hierbas medicinales: estos tipos de plantas se las puede utilizar para realizar te o infusiones dependiendo el gusto de las persona o comunidad etas plantas pueden ser manzanilla, menta, toronjil, cedrón, hierba luisa, malvolorosa, llantén, ruda, santa maría.

Cultivos comerciales para huertas urbanas

Los cultivos comerciales que se pueden cultivar en huertas urbanas dependerán en gran medida de varios factores, como el clima local, las condiciones del suelo y la demanda del mercado. Sin embargo, a continuación se presentan algunos ejemplos de cultivos comerciales populares que se pueden cultivar en huertas urbanas:

Hierbas: Las hierbas como el cilantro, la menta, el romero, el tomillo y el orégano son populares en la cocina y se pueden vender frescas o secas en mercados locales.

Verduras de hojas verdes: Verduras como la lechuga, la espinaca, la acelga y la col rizada son fáciles de cultivar en espacios pequeños y tienen una gran demanda en el mercado.

Fresas: Las fresas son una fruta popular que se puede cultivar en macetas y pueden producir cosechas a lo largo de todo el año en áreas urbanas.

Hongos: Los hongos como los champiñones y las setas son una buena opción para las huertas urbanas, ya que se pueden cultivar en interiores o en espacios pequeños.

Pimientos: Los pimientos son un cultivo popular en las huertas urbanas debido a su facilidad de cultivo y alta demanda en el mercado.

Cebollas y ajos: Las cebollas y los ajos son cultivos populares que se pueden cultivar en huertas urbanas y tienen una larga vida útil, lo que los hace atractivos para la venta.

5 MANTENIMIENTO Y CUIDADO DE LA HUERTA

Aquí te dejo algunos consejos para el cuidado diario de una huerta urbana:

Riego: El riego es fundamental para mantener tu huerta sana y en crecimiento constante. Es importante regar tus plantas regularmente, pero evita regar en exceso para no ahogar las raíces. Cada planta tiene diferentes necesidades de riego, por lo que es importante que investigues las necesidades específicas de tus plantas.

Fertilizante: Las plantas necesitan nutrientes para crecer y prosperar, y en una huerta urbana puede ser necesario añadir fertilizante a la tierra. Puedes comprar fertilizantes orgánicos en tiendas especializadas o hacer tu propio compost en casa.

Control de plagas: Las plagas pueden ser un problema en cualquier huerta, pero en una huerta urbana puede ser aún más difícil controlarlas debido a la falta de espacio. Puedes usar insecticidas orgánicos para controlar las plagas o puedes tratar de prevenir su aparición con plantas repelentes de insectos.

Podar: La poda es importante para mantener tus plantas saludables y en forma. Corta las ramas muertas o enfermas para fomentar un crecimiento más saludable.

Rotación de cultivos: Para evitar el agotamiento de los nutrientes en la tierra, es importante rotar los cultivos. Esto significa plantar diferentes tipos de plantas en diferentes áreas de la huerta cada temporada.

Luz solar: Asegúrate de que tus plantas reciban suficiente luz solar para crecer correctamente. Si tu huerta no recibe suficiente luz solar, considera la posibilidad de trasladar tus plantas a un lugar más soleado.

Observación: Presta atención a tus plantas para detectar problemas lo antes posible. Si notas alguna señal de enfermedad o plagas, actúa inmediatamente para evitar que se propague.

Estos son solo algunos consejos para el cuidado diario de una huerta urbana. Recuerda que cada huerta es única y puede requerir un cuidado diferente. Lo importante es prestar atención a tus plantas y estar dispuesto a aprender y experimentar para obtener los mejores resultados.

Métodos naturales para el control de enfermedades

La agricultura urbana puede estar expuesta a plagas y enfermedades, por lo que es importante tomar medidas para prevenir y controlar estos problemas de manera efectiva. A continuación se presentan algunos métodos fáciles para el control de plagas y enfermedades en la agricultura urbana:

Mantener una buena higiene: Mantener el área de cultivo limpia y ordenada puede prevenir la aparición de plagas y enfermedades. Se deben eliminar los restos de plantas y residuos, y no se deben dejar objetos sucios que puedan atraer a insectos y roedores.

Utilizar prácticas de rotación de cultivos: Rotar los cultivos puede ayudar a prevenir la acumulación de plagas y enfermedades en el suelo, ya que diferentes cultivos atraen diferentes plagas y enfermedades.

Utilizar métodos físicos de control: Los métodos físicos de control incluyen el uso de barreras físicas, como mallas y redes, para evitar que las plagas entren en el área de cultivo. También se pueden utilizar trampas y repelentes para controlar las poblaciones de plagas.

Utilizar métodos biológicos de control: Los métodos biológicos de control incluyen la introducción de depredadores naturales, como insectos y pájaros, que pueden controlar las poblaciones de plagas de manera efectiva.

Utilizar métodos preventivos: Algunas medidas preventivas incluyen la selección de variedades resistentes a enfermedades, la eliminación de plantas infectadas, el mantenimiento adecuado de las plantas y la prevención de la propagación de enfermedades mediante el uso de herramientas limpias y desinfectadas.

Utilizar soluciones caseras y orgánicas: Se pueden hacer soluciones caseras y orgánicas para controlar las plagas y enfermedades, como el uso de soluciones de ajo o chile (ají) para repeler insectos. También se pueden utilizar extractos de plantas, como el aceite de neem, que tienen propiedades insecticidas y fungicidas naturales.

Preparación del extracto de ajo o chile (ají)

Para preparar extractos de ajo o ají para el control de plagas y enfermedades, puedes seguir estos pasos:

Preparación del ajo o aji: Corta el ajo o el ají en trozos pequeños y colócalos en un mortero. Machaca los trozos hasta obtener una pasta.

Mezcla con agua: Agrega agua suficiente para cubrir la pasta de ajo o aji en el mortero. Mezcla bien para que la pasta se disuelva en el agua.

Reposo: Deja reposar la mezcla durante unas horas, preferiblemente toda la noche. Esto permitirá que los compuestos activos del ajo o ají se infundan en el agua.

Filtrado: Después de que la mezcla haya reposado, cuélela para separar los trozos de ajo o ají y obtener el extracto líquido.

Dilución: Diluye el extracto con agua antes de usarlo para rociar en las plantas afectadas. La proporción de dilución dependerá de la plaga o enfermedad que desees tratar. Por lo general, una dilución de 1:10 (una parte de extracto por diez partes de agua) es adecuada para la mayoría de las aplicaciones.

Aplicación: Utiliza un rociador para aplicar el extracto diluido sobre las hojas y los tallos de las plantas afectadas. Repite el proceso cada semana hasta que la plaga o enfermedad se haya controlado.

Es importante tener en cuenta que los extractos de ajo y ají son pesticidas naturales y no tóxicos, pero aún así es recomendable usar guantes y gafas de protección al manipularlos y aplicarlos en las plantas. Además, es recomendable hacer una prueba en una pequeña sección de la planta antes de aplicar el extracto en toda la planta, para asegurarte de que no se produzca ningún daño o reacción adversa.

Propiedades del ajo o ají para el control de plagas y enfermedades

El ajo y el ají tienen propiedades repelentes naturales debido a los compuestos sulfúricos y capsaicina que contienen. Estos compuestos son desagradables para muchos insectos y animales, lo que los hace efectivos como repelentes naturales. Algunas de las propiedades repelentes específicas del ajo y el ají son:

Repelen a los mosquitos: Los compuestos sulfúricos del ajo tienen un fuerte olor que es repelente para los mosquitos. Al igual que la capsaicina del ají, que también es efectiva para repeler a estos insectos.

Repelen a las hormigas: El ajo y el ají contienen compuestos que son tóxicos para las hormigas y les resultan desagradables. Esto los hace efectivos como repelentes de hormigas en el hogar y en el jardín.

Repelen a los roedores: Los compuestos sulfúricos del ajo son desagradables para los roedores, lo que los hace efectivos como repelentes naturales de ratones y ratas.

Repelen a algunos insectos del jardín: El ajo y el ají son efectivos para repeler algunos insectos del jardín, como los pulgones, la mosca blanca y las orugas.

Es importante destacar que los repelentes naturales de ajo y ají no son efectivos para todas las plagas y que su uso debe ser combinado con otras estrategias de control de plagas, como la rotación de cultivos, el uso de insecticidas naturales y la eliminación de condiciones favorables para la proliferación de las plagas. Además, es importante tener en cuenta que los repelentes naturales pueden requerir aplicaciones frecuentes para mantener su efectividad.

Aceite de neem

El aceite de neem es un aceite vegetal obtenido a partir de las semillas del árbol de neem (Azadirachta indica), un árbol nativo de la India. El aceite de neem es ampliamente utilizado en la agricultura como pesticida natural y en la medicina tradicional como un remedio natural para diversas afecciones.

El aceite de neem contiene una gran cantidad de compuestos bioactivos, como el azadiractin, nimbin, nimbidina y otros triterpenoides, que le confieren propiedades insecticidas, fungicidas y bactericidas. Estos compuestos actúan como reguladores del crecimiento de insectos, inhibiendo la alimentación, el crecimiento y la reproducción de las plagas.

El aceite de neem se utiliza para el control de plagas en cultivos como hortalizas, frutas, cereales, flores, entre otros, y también se utiliza en el control de enfermedades en las plantas. Además, el aceite de neem se utiliza en la fabricación de productos de cuidado personal como champús, acondicionadores y cremas para la piel debido a sus propiedades antibacterianas y antifúngicas.

Es importante destacar que, aunque el aceite de neem es un producto natural, es necesario tomar precauciones en su uso, ya que su uso excesivo o inadecuado puede tener efectos negativos en la salud humana y en el medio ambiente. Por lo tanto, se recomienda leer cuidadosamente las instrucciones del producto y seguir las recomendaciones de uso y seguridad.

6 COSECHA Y ALMACENAMIENTO DE LOS CULTIVOS

Cosecha

Aquí te dejo algunos consejos sobre cómo cosechar los productos de una huerta urbana:

Momento adecuado: Es importante cosechar tus productos en el momento adecuado para obtener el mejor sabor y nutrición. Investiga las recomendaciones de cosecha para cada planta específica y asegúrate de cosecharlas en su punto óptimo de madurez.

Herramientas adecuadas: Utiliza herramientas adecuadas para cosechar tus productos. Algunas plantas, como los tomates, se pueden cosechar a mano, mientras que otras pueden requerir tijeras de podar o cuchillos.

Cosecha regular: Cosecha regularmente para evitar que los productos se pasen de maduros. Si las plantas no se cosechan regularmente, los productos pueden madurar demasiado y echarse a perder.

Lavado: Después de cosechar tus productos, lávalos cuidadosamente para eliminar la suciedad y los residuos. Puedes usar agua y un cepillo suave para limpiarlos.

Almacenamiento: Si no vas a consumir tus productos de inmediato, almacénalos adecuadamente para mantener su frescura y sabor. Algunas frutas y verduras se deben almacenar en la nevera, mientras que otras se pueden almacenar a temperatura ambiente.

Compartir: Si tienes demasiados productos para consumirlos todos tú mismo, considera compartirlos con amigos, familiares o vecinos. Puedes hacer intercambios de productos o simplemente regalarlos.

Recuerda que cada planta y producto puede requerir un enfoque diferente, así que asegúrate de investigar las recomendaciones específicas para cada planta. Además, no te olvides de disfrutar de tus productos frescos y saludables. ¡Buen provecho!

Almacenamiento de los productos de tu huerta

Aquí te dejo algunos consejos sobre cómo almacenar los productos cosechados de tu huerta urbana:

Separa los productos: Separa los productos según su tipo y necesidades de almacenamiento. Algunos productos se deben almacenar en la nevera, mientras que otros se deben almacenar a temperatura ambiente.

Limpia los productos: Antes de almacenar tus productos, asegúrate de lavarlos cuidadosamente para eliminar la suciedad y los residuos. Si deseas puede sumergir tus productos en soluciones con jabón desinfectante para asegurarse de eliminar cualquier patógeno (hongos, virus o bacterias) extraño que se encuentre en tu producto cosechado.

Seca los productos: Si tus productos están húmedos despúes de lavarlos, asegúrate de secarlos antes de almacenarlos. Puedes usar toallas de papel o un paño limpio para secarlos.

Almacena en bolsas de plástico: Para algunos productos, como las hojas verdes, es útil almacenarlos en bolsas de plástico para evitar que se sequen. Asegúrate de quitar el exceso de aire de la bolsa y sellarla bien.

Almacena en la nevera: Muchos productos se deben almacenar en la nevera para mantener su frescura. Algunos ejemplos son las bayas, las zanahorias, las manzanas y los tomates cherry. Asegúrate de almacenarlos en el cajón de las verduras de tu nevera y mantenerlos separados según su tipo.

Almacena a temperatura ambiente: Algunos productos se deben almacenar a temperatura ambiente, como las cebollas, las patatas y los ajos. Asegúrate de almacenarlos en un lugar fresco y oscuro, como una despensa o un armario.

Congela los productos: Si tienes demasiados productos para consumirlos antes de que se echen a perder, considera congelarlos para su uso posterior. Muchos productos, como los chícharos y las fresas, se pueden congelar fácilmente.

Siempre recuerden que cada producto puede requerir un enfoque diferente, así que asegúrate de investigar las recomendaciones específicas para cada producto.

Uso de conservantes en productos provenientes de agricultura convencional

El uso de conservantes en las hortalizas es común para prolongar su vida útil y evitar la contaminación por microorganismos, sin embargo, algunos conservantes pueden ser dañinos para la salud humana si se consumen en grandes cantidades. Algunos de los conservantes utilizados en las hortalizas que pueden ser perjudiciales para la salud son:

Nitritos y nitratos: Estos conservantes se utilizan para evitar el crecimiento de bacterias en los productos cárnicos y en algunos productos enlatados de verduras. Sin embargo, el consumo excesivo de nitritos y nitratos se ha relacionado con un mayor riesgo de cáncer.

Sulfitos: Los sulfitos se utilizan para evitar la oxidación y el ennegrecimiento de las hortalizas frescas y procesadas. El consumo excesivo de sulfitos puede provocar reacciones alérgicas en algunas personas.

7 RECETAS DE COCINA CON PRODUCTOS DE LA HUERTA URBANA

Aquí te dejo algunas recetas de cocina con productos frescos de la huerta urbana:

Ensalada de tomate y albahaca: Corta tomates frescos en rodajas finas y colócalos en un plato. Agrega hojas frescas de albahaca y un poco de sal y pimienta al gusto. Rocía aceite de oliva y vinagre balsámico y mezcla bien. ¡Una ensalada fresca y deliciosa!

Salteado de verduras: Corta tus verduras frescas en trozos pequeños y saltea en una sartén con un poco de aceite de oliva hasta que estén tiernas. Agrega tus especias favoritas y sal y pimienta al gusto. Sirve solo o sobre arroz o quinoa.

Sopa de calabaza: Corta una calabaza fresca en cubos y colócala en una olla grande. Agrega cebolla picada y ajo y saltea hasta que estén tiernos. Agrega caldo de verduras y hierbas frescas como tomillo y romero. Cocina a fuego lento hasta que la calabaza esté suave. Licua la sopa y sirve caliente.

Tacos de lechuga: Lava y seca hojas grandes de lechuga fresca y úsalas como una alternativa baja en carbohidratos a las tortillas de tacos. Rellena con tus verduras frescas favoritas y proteínas como pollo, tofu o carne. Agrega aguacate y salsa fresca para un toque de sabor adicional.

Ensalada de frutas: Corta una variedad de frutas frescas, como fresas, kiwi, piña y mango, en cubos. Agrega hojas frescas de menta y una vinagreta de limón y miel. Mezcla bien y sirve como postre fresco y saludable.

Estas son solo algunas ideas de recetas con productos frescos de la huerta urbana. Puedes ser creativo y experimentar con diferentes combinaciones de sabores e ingredientes.

Cada platillo que desee realizar esta relacionada directamente con el tipo de cultivo que poseas.

"El objetivo de los productos de tu huerta urbana es tratar de disminuir el gasto económico que generas al ir a comprar al supermercado, tu huerta es un apoyo económico para reducir el gasto y tratar de mantenerte siempre con productos frescos.

Los productos de tu huerta urbana garantizan que siempre tendrás alimento totalmente fresco sin la necesidad de comprar hortalizas de las cuales no sabes si han pasado un gran tiempo el la percha de tu supermercado o en su lugar se utilizaron gran cantidad de conservantes para alargar su vida util, estos conservantes pueden ser dañinos para la salud humana"

8 AGRICULTURA URBANA Y SALUD

La relación entre la agricultura urbana y la salud es importante porque la producción y el consumo de alimentos frescos y saludables tienen beneficios para la salud. La agricultura urbana puede aumentar la disponibilidad de frutas y verduras frescas, lo que puede reducir el riesgo de enfermedades crónicas relacionadas con la dieta, como la obesidad, la diabetes y la enfermedad cardíaca. Además, la agricultura urbana puede mejorar la salud mental y emocional al proporcionar una actividad física relajante y satisfactoria, y al aumentar la conexión con la comunidad y la naturaleza.

Además, la agricultura urbana puede reducir la exposición a los contaminantes ambientales al mejorar la calidad del aire y reducir la cantidad de tierras baldías y espacios verdes abandonados. La agricultura urbana también puede mejorar la calidad del agua al reducir la escorrentía de aguas pluviales y mejorar la retención de agua en el suelo.

En resumen, la agricultura urbana y la salud están relacionadas en términos de la producción y el consumo de alimentos frescos y saludables, así como en la mejora de la calidad de vida en áreas urbanas.

Beneficios de la agricultura urbana en la salud y entorno

La agricultura urbana puede tener varios beneficios para la salud, algunos de los cuales incluyen:

Mejora la calidad y frescura de los alimentos: La agricultura urbana permite cultivar alimentos frescos y saludables cerca de casa. Al cultivar los propios alimentos, se puede controlar lo que se planta, cómo se cultivan y se evita la exposición a pesticidas y otros químicos que pueden estar presentes en los alimentos comprados en la tienda.

Proporciona actividad física: El cuidado de una huerta urbana puede ser una actividad física moderada o intensa, dependiendo de la tarea que se realice. La actividad física regular está asociada con la prevención y tratamiento de enfermedades crónicas, incluyendo enfermedades cardíacas, obesidad y diabetes.

Reduce el estrés: La jardinería y el cuidado de una huerta urbana puede reducir los niveles de estrés y promover la relajación y la conexión con la naturaleza.

Fortalece la conexión comunitaria: La agricultura urbana puede mejorar la conexión entre los miembros de la comunidad a través de la colaboración y el trabajo en equipo en proyectos comunitarios.

Mejora el medio ambiente: La agricultura urbana puede mejorar la calidad del aire y del agua, así como reducir la contaminación y la cantidad de tierras baldías y espacios verdes abandonados.

En general, la agricultura urbana puede tener un impacto positivo en la salud al mejorar la calidad y frescura de los alimentos, proporcionar actividad física y reducir el estrés, mientras se fortalece la conexión comunitaria y se mejora el medio ambiente.

Salud psicológica

Como las huertas urbanas ayudan al aspecto psicológico de las personas especialmente de la tercera edad al tener un espacio verde rodeado de concreto

La agricultura urbana puede tener un aspecto psicológico muy positivo al proporcionar un espacio verde rodeado de concreto en entornos urbanos. Algunos de los beneficios psicológicos de la agricultura urbana incluyen:

Reducción del estrés: El cuidado de una huerta urbana puede reducir los niveles de estrés y promover la relajación y la conexión con la naturaleza.

Aumento de la felicidad y el bienestar emocional: La jardinería y el cuidado de una huerta urbana puede mejorar el estado de ánimo, aumentar la sensación de logro y proporcionar una sensación de propósito y significado.

Mejora de la concentración y la atención: La agricultura urbana puede mejorar la concentración y la atención a través de la práctica de la atención plena en la jardinería y el cuidado de las plantas.

Fortalecimiento de la conexión comunitaria: La agricultura urbana puede mejorar la conexión entre los miembros de la comunidad a través de la colaboración y el trabajo en equipo en proyectos comunitarios, lo que puede mejorar el bienestar emocional y la sensación de pertenencia.

Fomento de la creatividad: El cuidado de una huerta urbana puede fomentar la creatividad al permitir la experimentación con diferentes técnicas de cultivo y alentando a las personas a pensar fuera de lo común.

9 HUERTAS URBANAS EN LA COMUNIDAD

Las huertas urbanas pueden ser utilizadas como herramientas para mejorar la salud y el bienestar de la comunidad de diversas formas, incluyendo la educación, el voluntariado y la participación en programas de alimentación sostenible.

Educación: Las huertas urbanas pueden ser utilizadas para educar a la comunidad sobre la alimentación saludable y la sostenibilidad. Las organizaciones pueden ofrecer programas educativos para la comunidad, como talleres de jardinería y cocina, que enseñen a la gente cómo cultivar y cocinar alimentos saludables y cómo hacerlo de manera sostenible. Estos programas pueden ser ofrecidos en escuelas, bibliotecas, centros comunitarios y en las propias huertas urbanas.

Voluntariado: Las huertas urbanas pueden ser una oportunidad para que los miembros de la comunidad participen como voluntarios en proyectos comunitarios. Esto puede ser una experiencia gratificante y puede ayudar a fomentar la conexión comunitaria. Los voluntarios pueden ayudar con el cultivo y mantenimiento de la huerta urbana, y pueden participar en la distribución de los alimentos cosechados a la comunidad.

Programas de alimentación sostenible: Las huertas urbanas pueden ser utilizadas para apoyar programas de alimentación sostenible, como comedores populares y programas de reparto de alimentos. Los alimentos cosechados en las huertas urbanas pueden ser utilizados para apoyar estos programas y proporcionar alimentos frescos y saludables a las personas necesitadas.

10 AGRICULTURA URBANA Y MEDIO AMBIENTE

La agricultura urbana puede desempeñar un papel importante en la mitigación del cambio climático, la gestión del agua y la conservación de la biodiversidad en las ciudades. A continuación, se detallan algunos aspectos clave:

Mitigación del cambio climático: La agricultura urbana puede contribuir a la mitigación del cambio climático al reducir las emisiones de gases de efecto invernadero. Por ejemplo, al producir alimentos localmente, se reducen las emisiones de transporte asociadas con la importación de alimentos. Además, las prácticas agrícolas sostenibles, como la utilización de compost y la agricultura ecológica, pueden reducir las emisiones de gases de efecto invernadero. También se puede utilizar la agricultura urbana como herramienta para capturar y almacenar carbono a través de la restauración de suelos urbanos degradados.

Gestión del agua: La agricultura urbana puede ayudar a gestionar el agua en las ciudades. Por ejemplo, la implementación de sistemas de cultivo en terrazas y la instalación de techos verdes pueden reducir la escorrentía de agua y ayudar a retener el agua en el suelo. Además, la agricultura urbana puede ayudar a reducir la demanda de agua potable al utilizar agua de lluvia y aguas grises para el riego.

Conservación de la biodiversidad: La agricultura urbana puede proporcionar refugios para la biodiversidad en las ciudades. Al utilizar prácticas agrícolas sostenibles y promover la diversidad de cultivos, se pueden crear hábitats para la fauna y la flora en las áreas urbanas. Además, la agricultura urbana puede ayudar a mantener las variedades locales de plantas y animales, lo que puede ser beneficioso para la conservación de la biodiversidad.

Fitoextracción en agricultura urbana

Fitoextracción o fitoacumulación: Se emplea la capacidad de las plantas para extraer el contaminante y acumularlo en sus raíces, tallos u hojas (vacuolas). Hay ciertas especies que son capaces de absorber cantidades inusuales de metales en comparación con otras plantas y se las denomina plantas hiperacumuladoras.

Este proceso se utiliza a menudo en la biorremediación, que es la utilización de organismos vivos para reducir la cantidad de contaminantes en el medio ambiente. La fitoacumulación se puede utilizar para limpiar suelos contaminados o para producir cultivos que sean seguros para el consumo humano en áreas urbanas.

Métales que son absorbidos por las plantas

Los vegetales pueden absorber una variedad de metales que se encuentran en el aire y en el suelo de las ciudades, algunos de los metales más comunes que se pueden encontrar en los cultivos urbanos incluyen:

Plomo: El plomo es uno de los metales más tóxicos que se encuentran en el aire y el suelo de las ciudades. Los vegetales pueden absorber el plomo a través de las raíces y acumularlo en sus tejidos, lo que puede ser peligroso para la salud si se consumen.

Mercurio: El mercurio es otro metal tóxico que puede estar presente en el aire y el suelo de las ciudades. Los vegetales pueden absorber el mercurio a través de las raíces, especialmente si se cultivan en suelos contaminados con este metal.

Cadmio: El cadmio es un metal pesado que puede estar presente en el aire y el suelo de las ciudades debido a la actividad industrial y el tráfico vehicular. Los vegetales pueden absorber el cadmio a través de las raíces y acumularlo en sus tejidos.

Arsénico: El arsénico es un metaloide que se encuentra comúnmente en el suelo y puede ser absorbido por los vegetales a través de las raíces. El arsénico es altamente tóxico y puede causar problemas de salud graves si se consume en cantidades significativas.

Estos son solo algunos ejemplos de los metales que pueden ser absorbidos por los vegetales cultivados en ciudades. Es importante tener en cuenta que la cantidad y el tipo de metales que se absorben dependerá de la ubicación y las condiciones específicas de cultivo.

"Cabe recalcar que la agricultura urbana es una opción para cultivar alimentos en ciudades, pero esto a la vez debe de tomarse con mucho cuidado debido a que en grandes urbes donde existe una elevada contaminación del aire, la agricultura no será viable ya que los cultivos producidos absorberán todos los metales pesados del ambiente convirtiéndolos en bio masa la

cual esta sumamente contaminada y no puede ser consumida y la misma si es consumida puede provocar daños en la salud, la agricultura urbana no se debe aplicar en metrópolis contaminadas pero si en ciudades pequeñas o ciudades que no posean demasiada contaminación al aire, suelo y agua"

11 AGRICULTURA URBANA EN EL FUTURO

A medida que la población mundial sigue creciendo y más personas se mudan a áreas urbanas, la agricultura urbana se vuelve cada vez más importante como una forma de producir alimentos frescos y locales y mejorar la seguridad alimentaria. Aquí hay algunos aspectos a tener en cuenta en la agricultura urbana en el futuro:

Uso eficiente del espacio: La agricultura urbana a menudo se realiza en espacios limitados, por lo que es importante encontrar formas eficientes de usar el espacio disponible. Esto puede incluir el uso de huertos verticales, la producción de alimentos en techos verdes y la creación de jardines comunitarios en espacios públicos.

Tecnología y automatización: La tecnología puede ser una herramienta valiosa para la agricultura urbana, permitiendo la monitorización y automatización del riego, la fertilización y la iluminación de los cultivos. Esto puede ayudar a mejorar la eficiencia del uso del agua y reducir el costo de la producción.

Uso sostenible de recursos: En la agricultura urbana, es importante utilizar los recursos de manera sostenible, incluyendo el agua, el suelo y la energía. La gestión adecuada del agua es fundamental en la agricultura urbana, y se pueden utilizar técnicas como la recolección de agua de lluvia y la irrigación por goteo para reducir el desperdicio y mejorar la eficiencia del uso del agua.

Innovación en cultivos: La diversificación de cultivos es importante en la agricultura urbana para mejorar la seguridad alimentaria y la resistencia a las enfermedades. Además, hay una creciente necesidad de cultivar cultivos resistentes al cambio climático y más eficientes en el uso de recursos, como los cultivos hidropónicos y los cultivos de invernadero.

Acceso y equidad: Es importante asegurarse de que la agricultura urbana sea accesible para todos, incluyendo a las comunidades de bajos ingresos y a los grupos marginados. Esto puede implicar la creación de jardines comunitarios en áreas urbanas desatendidas y la promoción de la agricultura urbana como una fuente de empleo y educación.

Potencial de la agricultura urbana en la alimentación sostenible y la seguridad alimentaria en un mundo en rápida urbanización y cambio climático

La agricultura urbana tiene un gran potencial para contribuir a la alimentación sostenible y la seguridad alimentaria en un mundo en rápida urbanización y cambio climático. La creciente población urbana y la creciente demanda de alimentos representan importantes desafíos para la seguridad alimentaria a nivel mundial. A continuación, se discuten algunos aspectos clave:

Producción local de alimentos: La agricultura urbana puede proporcionar una fuente local de alimentos frescos y saludables en las ciudades, reduciendo la dependencia de los sistemas de producción de alimentos a larga distancia. Esto puede ayudar a reducir la huella de carbono asociada con el transporte de alimentos, así como a mejorar la calidad de los alimentos al minimizar el uso de pesticidas y conservantes.

Diversificación de cultivos: La agricultura urbana puede fomentar la diversificación de cultivos y variedades, lo que puede mejorar la seguridad alimentaria a través de la reducción de la dependencia de monocultivos y la mejora de la resistencia a enfermedades y plagas. Además, la diversificación de cultivos puede proporcionar una mayor variedad de nutrientes esenciales y mejorar la calidad de la dieta.

Reducción de residuos alimentarios: La agricultura urbana puede ayudar a reducir los residuos alimentarios al utilizar residuos orgánicos como compost y reducir la necesidad de envasado y transporte de alimentos a larga distancia.

Resiliencia climática: La agricultura urbana puede contribuir a la resiliencia climática al proporcionar una fuente local de alimentos y reducir la dependencia de los sistemas de producción de alimentos vulnerables a los impactos del cambio climático, como las sequías y las inundaciones.

A pesar de estos beneficios, la agricultura urbana también enfrenta desafíos significativos, como la disponibilidad limitada de tierras, la contaminación del suelo y la falta de apoyo y financiamiento. Además, la agricultura urbana por sí sola no puede resolver todos los desafíos de la seguridad alimentaria y la alimentación sostenible, y se necesita una combinación de enfoques, incluyendo la mejora de los sistemas de producción de alimentos a gran escala y el fortalecimiento de los sistemas alimentarios locales.

Christian Mora es un agronomo y agricultor con 3 años de experiencia en la producción de alimentos de primera línea. Nacido en Ecuador en 1995, Christian descubrió su pasión por la agricultura a temprana edad, influenciado por la familia.

Después de cursar sus estudios de tercer nivel, Christian apenas obtuvo su título se enfoco en la búsqueda de un trabajo para el cual no tuvo éxito al encontrarlo, esto debido a la gran competencia que existe por parte de otros colegas, a más de esto intento introducirse en el ámbito del expendió de productos agrícolas pero debido a la alta competencia y al elevado costo de instalación de dichos locales; se enfoco en crear proyectos de explotación agrícola los cuales garantizaran un empleo para el y sus familiares.

Debido a la gran cantidad de tiempo que posee decidió crear una guía de agricultura urbana como una forma de producir alimentos y una manera de desarrollo de proyectos familiares en ciudades.